T 41 α
29

ANATOMIE ET PHYSIOLOGIE

DES CONDUITS LACRYMAUX

ANATOMIE ET PHYSIOLOGIE

DES

CONDUITS LACRYMAUX

PAR

M. LE DOCTEUR FOLTZ,

PROFESSEUR A L'ÉCOLE DE MÉDECINE DE LYON.

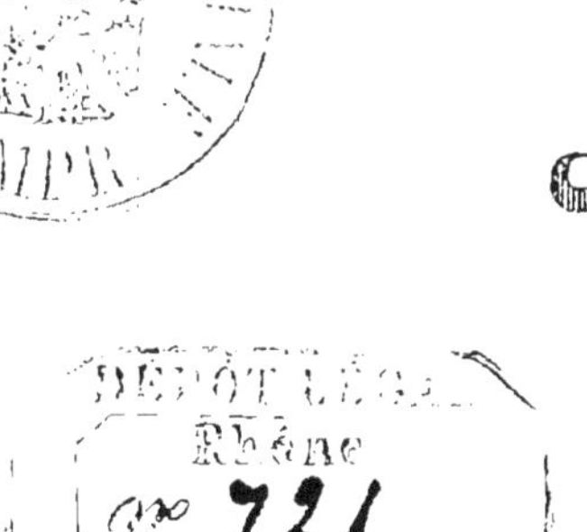

LYON.

IMPRIMERIE D'AIMÉ VINGTRINIER,

Quai Saint-Antoine, 35

—

1860.

ANATOMIE ET PHYSIOGIE

DES

CONDUITS LACRYMAUX

ANATOMIE DES CONDUITS LACRYMAUX.

Cette étude porte exclusivement sur les canaux qui s'étendent des points lacrymaux au sac lacrymal, et qu'on nomme conduits lacrymaux. Ces conduits ne sont point constamment béants et cylindriques, comme on l'admet dans tous les traités d'anatomie. Nous aurons à démontrer, qu'à l'état de repos ils sont rétractés et aplatis dans le sens entéro-postérieur, et qu'ils ne deviennent béants et cylindriques que par la dilatation qu'ils subissent pendant le clignement palpébral. Les dispositions anatomiques différentes qui résultent de ces deux états nous obligent à les décrire séparément.

Conduits lacrymaux à l'état de rétraction. — C'est l'état de repos, leur véritable état anatomique, méconnu jusqu'ici par les anatomistes qui tous admettent la dilatation permanente. M. Cruveilhier (*Traité d'anatomie descr.* 3me édit. 1852) dit : « Les parois des conduits lacrymaux sont denses et élastiques ; il en résulte que ces conduits ne s'affaissent pas lorsqu'ils sont vides, et sous ce rapport ils doivent faire l'office de tubes capillaires. »

M. Sappey (*Traité d'anatomie descr.* 1855), dit : « Le canal qui succède à l'ampoule est cylindrique. » Ce qui entraîne pour ce canal l'état béant.

Malgré les graves autorités que nous venons de citer, nous croyons être en mesure de démontrer par l'inspection directe et par le secours des injections, que les parois des conduits lacrymaux, à l'état de repos et de vacuité, sont rétractées et appliquées plus ou moins complètement sur elles-mêmes dans le sens entéro-postérieur.

En effet, une coupe perpendiculaire à l'axe du conduit laisse voir deux orifices ayant la forme d'un ovale allongé, ou celle d'une fente verticale. En soufflant à l'aide d'un chalumeau sur l'un des orifices de section, celui-ci se dilate à l'instant, et devient circulaire ; mais il se rétracte et reprend sa forme verticalement ovalaire dès qu'on cesse l'insufflation.

Les injections démontrent de la manière la plus nette la rétraction et l'aplatissement de ces conduits ; elles demandent seulement à être faites avec quelques précautions qui n'ont pas été prises jusqu'ici. Il faut se servir, non d'une matière épaisse et promptement coagulable, mais d'une matière fluide et qui se coagule lentement, de manière à permettre au canal, d'abord distendu par l'injection, de reprendre peu à peu sa forme naturelle. Celle dont je me suis servi avec avantage est une solution à froid de colophane dans l'alcool, colorée ou non par le noir de fumée. L'alcool s'évapore peu à peu, et la colophane en se durcissant conserve l'empreinte d'un canal médiocrement distendu. On peut également se servir d'une solution colorée de colle de Flandre, ou d'un mélange de blanc de baleine, colophane, térébenthine et vermillon. On pousse l'injection par l'orifice inférieur du canal nasal, jusqu'à ce qu'elle ressorte par les points lacrymaux restés libres. La pièce injectée est mise dans une position verticale pendant tout le temps que dure la coagulation. On ouvre alors le conduit par sa face antérieure, et on y trouve un coagulum manifestement aplati d'avant en arrière. Si l'aplatissement était l'effet de la pesanteur, et non de la disposition naturelle du conduit, il varierait avec la position qu'aurait occupée la pièce pendant la coagulation. Or, il n'en est rien; qu'elle qu'ait été cette position, l'aplatissement a constamment lieu dans le même sens ; il y a toujours une face antérieure et une face postérieure; la face antérieure du conduit supérieur, regardant en même temps un peu en haut, et celle du conduit inférieur un peu en bas, comme les faces correspondantes des paupières.

Les conduits lacrymaux au nombre de deux, l'un supérieur, l'autre inférieur, se réunissent toujours en un seul canal avant leur terminaison. Ils représentent un V dont la pointe aboutit au sac lacrymal et dont les branches circonscrivent la commissure interne des paupières ou grand angle de l'œil. Chaque conduit, considéré isolément, présente deux faces presque planes dont l'une est antérieure, l'autre postérieure, et deux bords coudés dont la configuration singulière rappelle d'une manière frappante la forme d'une botte ou celle de l'Italie. Cette forme se lie à la présence, près du coude, d'un rétrécissement valvulaire unilatéral et d'un cœcum sur lesquels nous reviendrons en examinant successivement les trois portions dont chacun des conduits lacrymaux se compose.

Première portion. — Elle est perpendiculaire à la direction du bord libre de la paupière ; sa longueur est de deux millimètres et demi à trois millimètres. Examinée sur une pièce qui a été injectée, comme nous l'avons dit précédemment, par une matière fluide et lentement coagulable, elle est manifestement aplatie d'avant en arrière.

Les points lacrymaux par lesquels elle commence, sont deux pertuis situés sur la lèvre interne du bord libre des paupières, en dedans des cartilages tarses, là où ce bord devenant droit, forme avec la partie courbe un angle saillant en arrière. Le sommet de l'angle constitue une légère éminence qu'on a nommée *tubercule lacrymal*, au centre duquel le pertuis est placé. Visible à l'œil nu, le point lacrymal veut surtout être étudié avec le secours d'une loupe. On reconnaît alors de la manière la plus manifeste, qu'il n'est pas un simple orifice circulaire, comme on l'admet, mais qu'il est constitué par une petite cavité en forme d'entonnoir dont le diamètre a un tiers de millimètre, tandis que le fond est percé d'un trou n'ayant qu'un dixième de millimètre. Cet entonnoir presque microscopique est la seule partie du conduit lacrymal qui soit toujours béante.

Le point lacrymal supérieur regarde en bas, l'inférieur en haut, et en même temps tous les deux en arrière et en dedans. Ils ne sont pas situés sur la même ligne verticale ; le supérieur est placé un peu plus en dedans que l'inférieur.

Le pertuis du point lacrymal répond au sommet d'un petit cône aplati, dont la base est placée plus antérieurement dans l'épaisseur de la paupière, et dont l'axe recourbé sur lui-même présente une convexité tournée en dehors et en avant. A ce cône, succède un rétrécissement fort remarquable, n'existant que sur le bord externe ou convexe du conduit, et qui n'est autre chose qu'une valvule saillante à l'intérieur de celui-ci. Il est facile en effet de s'assurer directement et avec une loupe, sur une portion de conduit qui a séjourné quelque temps dans une liqueur conservatrice, telle que le perchlorure de fer, que cet étranglement demi-circulaire est une véritable valvule dont la base adhérente, large, répond au côté externe du conduit, et dont le sommet, libre, est dirigé vers le sac lacrymal, c'est-à-dire vers l'orifice de sortie. Au-delà est un cul-de-sac conique, dont le fond est tourné en dehors, l'ouverture en dedans, et qui constitue le coude unissant la première à la deuxième portion du conduit.

Deuxième portion. — Elle commence au niveau du

coude et suit un trajet parallèle au bord libre de la paupière. Elle a huit millimètres de longueur au conduit supérieur et huit et demi au conduit inférieur. Sa plus grande largeur comme celle de tout le conduit, est près du coude, où elle a un millimètre et jusqu'à un millimètre et demi. De là, jusqu'au point de réunion des deux conduits, le calibre va en diminuant. Le bord convexe présente toujours près du coude un autre cul-de-sac, moins prononcé que celui-ci. Quelquefois même, on en observe plusieurs séparés par autant de légers rétrécissements ; j'en ai compté jusqu'à sept sur un conduit. Il est plus rare de rencontrer des culs-de-sac et des replis valvulaires sur le bord concave dont la courbure est généralement uniforme.

Troisième portion. — C'est la portion commune ; son trajet est à peu près horizontal ; elle a de deux à trois millimètres de longueur, sur un ou un et demi de large. Elle est aplatie d'avant en arrière. Elle s'ouvre ordinairement dans un point du sac qui répond à son tiers supérieur et postérieur, et quelquefois à son tiers supérieur et antérieur.

L'embouchure se fait sous un angle obtus ouvert en avant. Mes recherches confirment celles de M. Sappey, relativement à l'existence constante de la partie commune des conduits. Sur le nombre considérable de pièces que j'ai préparées, et que j'évalue à plus de quarante, je n'ai pas trouvé une seule exception. Dans un cas d'anomalie singulière où j'ai rencontré deux conduits à la paupière supérieure, dont l'un normal, l'autre plus petit, ils aboutissaient tous les deux, ainsi que celui de la paupière inférieure, à la portion commune qui seule s'ouvrait dans le sac.

Tandis que le point lacrymal est toujours béant, l'embouchure dans le sac est fermée par une valvule dont la disposition, du reste, m'a paru variable. Tantôt, cet orifice a l'aspect d'une fente verticale dont les deux lèvres sont rapprochées jusqu'au contact. Tantôt, c'est un pertuis très-étroit, fermé par une valvule circulaire, qui laisse à peine passer une soie de porc. Tantôt enfin, j'ai trouvé une valvule plus complète, portant sur le milieu de son bord libre un petit tubercule, qui rappelle très-bien, ainsi que le dit M. Béraud, les tubercules d'Arantius. J'explique toutefois autrement que ce physiologiste, l'action de ce tubercule que j'ai toujours vu unique. Il a la forme conique d'un bouchon dont la grosse extrémité est tournée du côté du sac. En supposant la pression venir de ce côté, il s'enfonce dans le conduit et le bouche. Si la pression vient de l'intérieur du conduit, le tubercule sort, et la valvule s'efface pour laisser passer les larmes.

Dans toutes ces variétés de forme, il n'y a qu'un fait de constant; c'est que cet orifice n'est point béant, mais fermé. Le passage du conduit dans le sac est très-facile; du sac dans le conduit, il exige un certain effort que les injections par le canal nasal ne parviennent pas toujours à vaincre.

Rapports. — Les conduits lacrymaux sont creusés dans l'épaisseur du bord libre des paupières, au niveau de la partie caronculaire ou droite, dont ils suivent la direction. Ils sont séparés de la conjonctive par l'épaisseur du muscle de Horner, et de la peau, par l'épaisseur plus considérable du muscle palpébral. Au niveau de leur embouchure dans le sac, ils sont à cinq ou six millimètres au-dessous de la peau soulevée par le tendon de l'orbiculaire. La réunion des deux conduits n'a pas lieu immédiatement en dedans de la commissure interne des paupières, comme l'a figuré M. Sappey, mais à quatre ou cinq millimètres plus en dedans. Les rapports des conduits lacrymaux avec le muscle orbiculaire des paupières et son accessoire le muscle de Horner, sont des plus importants. Le tendon de l'orbiculaire qui s'insère à l'apophyse montante du maxillaire supérieur, à la hauteur du grand angle de l'œil, n'est point un simple cordon fibreux comme son bord antérieur semblerait l'indiquer. Il se prolonge en arrière sous la forme d'une épaisse lame aponévrotique jusqu'au sac lacrymal dont il concourt à former la gaîne fibreuse. Cette lame entoure la partie commune des conduits, puis se bifurque pour suivre chaque conduit par son bord concave, et lui fournir une gaîne. Les fibres musculaires de la portion palpébrale de l'orbiculaire s'insèrent directement à la gaîne des conduits, ou plutôt à leur face antérieure et à tout le bord extérieur ou convexe. Les fibres du muscle de Horner s'insèrent à la face postérieure. Seuls, les bords concaves ne donnent point insertion aux fibres musculaires, mais, ainsi que nous l'avons dit, à des lames aponévrotiques émanées du tendon.

On peut s'assurer par l'observation faite à l'œil nu ou armé du microscope, que les fibres musculaires ne sont point seulement accolées aux parois des conduits, mais qu'elles s'y implantent directement. Il est impossible de les séparer de celles-ci, sans les déchirer.

L'angle d'insertion des fibres musculaires aux conduits mérite de fixer notre attention. Ceux-ci, marchant parallèlement à la partie droite des bords palpébraux, forment avec la partie courbe un angle très-ouvert en avant. Il en résulte que les fibres du muscle palpébral ne s'insèrent pas parallèlement, mais sous un angle aigu à la face antérieure des conduits. Les fibres qui se rendent au bord externe de la portion verticale, c'est-à-dire à la base de la valvule, s'y insèrent sous un angle droit, lequel est le plus favorable à la puissance. Le muscle de Horner s'insère à la face postérieure sous un angle plus ou moins aigu.

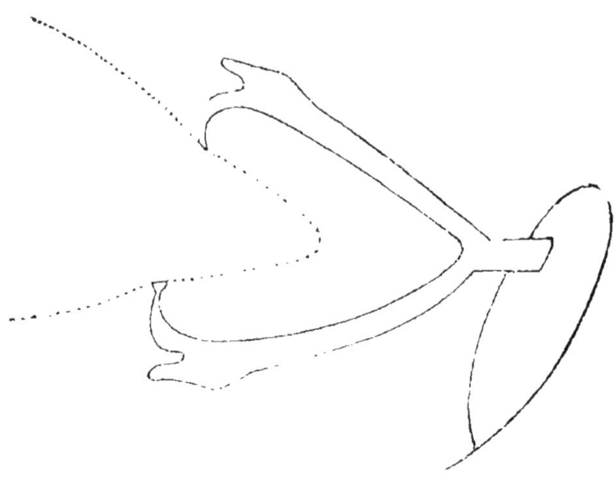

Conduits lacrymaux rétractés, grossis 4 fois.

Conduits lacrymaux à l'état de dilatation. — Cet état, produit par l'action des muscles qui les entourent, entraîne des changements de forme bien remarquables qui peuvent être obtenus et fixés par les empreintes que donne l'injection d'une matière épaisse et promptement coagulable. Je me suis servi à cet effet, d'un mélange de cire, colophane, blanc de baleine et térébenthine coloré par le vermillon.

J'ai pratiqué également des injections avec le métal fusible de Darcet. Le calibre des empreintes ainsi obtenues, au lieu d'être aplati ou ovalaire, est cylindrique. C'est dans la première portion, qu'ont lieu les changements les plus remarquables. En effet, le rétrécissement valvulaire du bord externe est complètement effacé et nivelé avec le reste des parois du conduit. Le cul-de-sac change de direction : son ouverture se tourne vers le point lacrymal; conséquemment, son fond au lieu d'être tourné en dehors, est dirigé en bas pour le conduit inférieur, en haut pour le conduit supérieur. La première portion représente alors une véritable ampoule piriforme, ainsi que les anatomistes l'ont figuré. Il en résulte que le coude est plus arrondi, et la courbure du bord convexe plus marquée.

Structure. — La membrane des conduits lacrymaux est une muqueuse qui se continue d'une part avec la conjonctive, d'autre part avec la muqueuse nasale. Elle est formée d'un tissu cellulaire ou conjonctif très-serré au milieu duquel on reconnaît un réseau de fibres élastiques. Elle est recouverte d'un épithélium parmenteux et stratifié ; on sait que l'épithélium devient vibratile dans le sac lacrymal et le canal nasal.

Il ressort de cette étude deux faits nouveaux plus particulièrement importants qui avaient échappé jusqu'ici à l'attention des anatomistes. Le premier, c'est la rétraction et l'aplatissement des conduits pendant l'état de repos ; le second, c'est l'existence d'une valvule unilatérale située sur le bord externe ou convexe de la première portion du conduit, entre le point lacrymal et le cœcum.

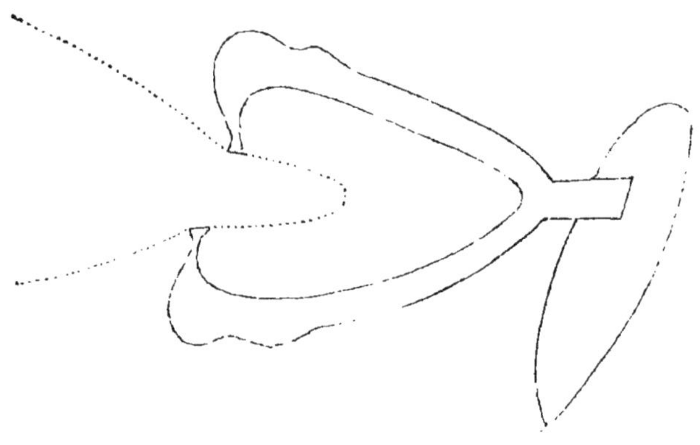

Conduits lacrymaux dilatés, grossis 4 fois.

PHYSIOLOGIE DES CONDUITS LACRYMAUX.

Les conduits lacrymaux donnent passage aux larmes, qui, de la surface de l'œil, se rendent dans le sac lacrymal et les fosses nasales. Par quel mécanisme? C'est ce que nous allons rechercher. Les nombreuses théories qui ont tenté de l'expliquer, peuvent se classer, d'après la remarque de M. Béraud, en deux catégories, selon qu'elles considèrent les voies lacrymales comme inertes ou comme actives.

I. *Théories physiques.* — Les voies lacrymales sont ici regardées comme inertes. J.-L. Petit comparaît le canal nasal et les conduits lacrymaux à un siphon; la branche verticale était représentée par le canal nasal, la branche horizontale par les conduits lacrymaux.

Molinelli et d'autres physiologistes ont eu la pensée d'assimiler les conduits lacrymaux à des tubes capillaires, et d'expliquer leurs fonctions par les lois de la capillarité.

Sédillot, observant que l'inspiration produit une tendance au vide dans les fosses nasales, a pensé que cet effet se transmet par l'intermédiaire du canal nasal jusque dans les conduits lacrymaux, dans lesquels la pression atmosphérique extérieure suffirait à faire pénétrer les larmes.

BIBLIOTHÈQUE IMPÉRIALE

M. Béclard ajoute à l'action de la capillarité et à la tendance au vide, une pression des paupières sur le globe oculaire pour forcer les larmes à passer par les points lacrymaux.

Je ne m'attacherai pas à reproduire les objections tirées de l'anatomie et de la physique, qui s'élèvent contre ces théories. Je me bornerai à rapporter l'expérience suivante, que chacun peut facilement répéter. J'introduis une goutte d'une solution d'indigo. dans le lac lacrymal, et je m'abstiens de cligner aussi longtemps que possible. Au bout de cent secondes environ, et malgré des inspirations profondes, le liquide n'a pas sensiblement diminué. Je cligne alors vivement les paupières pendant cinq ou six secondes; ce temps suffit à l'absorption complète du liquide. Le passage des larmes n'est donc pas un acte purement passif, il exige l'intervention active des conduits et des muscles ambians.

II. *Théories physico-organiques.* — Haller paraît être le premier qui ait donné une théorie fondée sur l'activité des organes lacrymaux : « Hoc foramen, quod *punctum lacrymale* dicitur, haurit lacrymam ex loco in quo stagnat tum tractione, tum impulsione ab eodem musculo continuatâ. » (Primæ lineæ physiologiæ, 1771.) Ce que nous pouvons traduire ainsi : Ce trou qu'on nomme *point lacrymal* puise les larmes au lieu où elles stagnent, par une attraction et par une impulsion successives du même muscle.

La double action aspirante et foulante que Haller attribue au muscle palpébral, Richerand la donne aux parois mêmes des conduits : « Chacun d'eux, dit-il, doué d'une action vitale particulière, pompe par une succion véritable, les larmes accumulées dans le lac lacrymal, et les fait couler dans le sac de ce nom. » (*Nouveaux éléments de physiologie*, 2e édit. 1802.) Il admet comme puissance accessoire le poids du liquide et la compression produite par les contractions des fibres palpébrales de l'orbiculaire.

M. Béraud (*Éléments de physiologie*, tome 1er 1856), a donné de l'action des conduits lacrymaux, une théorie très-complexe : « .... Chez l'homme donc, il y a un orifice muni d'un sphincter qui se dilate pour recevoir les larmes. Immédiatement après la dilatation, les paupières s'écartent et le point lacrymal se contracte, soit pour chasser les larmes dans le conduit lacrymal, soit pour les empêcher de refluer. »

M. Béraud admet de plus que les larmes traversent les conduits lacrymaux, d'abord par leur propre poids, ensuite par des contractions de ces conduits. Ce sont les muscles de Horner qui opèrent ces contractions, et qui font cheminer les larmes. Ils ne seraient point dilatateurs ; ils agiraient comme les fibres longitudinales du gros intestin, en rapprochant les deux extrémités du conduit, et leurs contractions dilateraient le point lacrymal correspondant. Cette explication est bien difficile à admettre : D'abord, le sphincter du point lacrymal n'existe pas ; M. Sappey n'a pu le voir. Je n'ai rien pu trouver qui y ressemblât. Comment admettre ensuite que le muscle de Horner agit comme constricteur sur le conduit, et en même temps comme dilatateur sur le point lacrymal. Cela ne serait possible, à la manière des fibres longitudinales du gros intestin, que si un corps solide ou liquide renfermé dans le conduit, devait sortir par le point lacrymal lui-même. Or, c'est tout le contraire.

Voici maintenant la théorie que nous proposons et que nous pouvons résumer ainsi : Les conduits lacrymaux, dilatés par le clignement des paupières qui efface les rétrécissements valvulaires, aspirent les larmes par les points lacrymaux dans lesquels la capillarité et la pression atmosphérique les font instantanément pénétrer. Dès que la contraction cesse, et que les paupières s'écartent, les conduits reviennent sur eux-mêmes en vertu de leur élasticité, et font cheminer le liquide dans le sens déterminé par les valvules rétablies.

Entrons dans les détails. Pendant le clignement, le tubercule lacrymal fait saillie, et se porte en dedans, tout en se rapprochant de son congénère. En même temps, et comme par un mouvement de bascule, le rétrécissement valvulaire, placé sur le bord externe de la première portion, est fortement tiré en dehors par les fibres du palpébral qui s'y implantent perpendiculairement. La valvule s'efface, le cul-de-sac agrandi tourne son orifice vers le point lacrymal ; toute cette partie du conduit est dilatée, et prend l'aspect d'une ampoule piriforme.

Le conduit tout entier devient cylindrique par la dilatation de ses faces antérieure et postérieure, et de son bord convexe, dont la courbure augmente, tandis que les valvules s'effacent et se nivellent avec les culs-de-sac.

Deux muscles produisent ces effets : le muscle de Horner et la portion palpébrale de l'orbiculaire. Le premier tire en dedans le point lacrymal et le cartilage tarse, et il dilate en même temps la face postérieure du conduit, en la tirant obliquement en dedans et en arrière. Le muscle palbébral tire en dehors la valvule de la première portion, et son action est d'autant plus énergique, que ses fibres s'implantent perpendiculairement sur les deux feuillets dont la valvule se compose. Le même muscle dilate encore la face antérieure et tout le bord convexe qu'il attire obliquement en dehors et en avant. Il est du reste facile de comprendre que les muscles palpébral et de Horner, agissant parallèlement, mais en sens inverse, sur les faces antérieure et postérieure des conduits, doivent les dilater, malgré la petitesse de l'angle d'insertion. Le vide intérieur produit par cette dilatation, appelle les fluides par les deux extrémités du canal. Mais celle qui est au sac lacrymal est fermée par une valvule qui empêche les fluides de refluer du sac dans le conduit. L'autre présente au contraire les dispositions les plus favorables à leur entrée. D'abord, le point lacrymal est constamment béant, et sa forme en entonnoir est singulièrement propre à faciliter l'entrée des liquides ; en outre, il est comme porté au devant d'eux, par le clignement des paupières ; enfin, la pression atmosphérique et la capillarité agissent de concert pour combler le vide qui résulte de la dilatation des conduits, en y précipitant les larmes, ou à leur défaut, de l'air. L'action simultanée de ces deux causes, explique comment le passage des fluides est aussi instantané que le clignement lui-même.

Une fois les larmes entrées dans le conduit, la contraction des muscles cesse ; le conduit essentiellement composé de fibres élastiques, tend à reprendre sa forme et sa situation ; le mouvement de bascule de la première portion se fait en sens inverse ; les points lacrymaux s'écartent et se portent en dehors, tandis que la valvule se reforme par l'adossement de ses deux feuillets, et que son bord libre s'avance vers l'axe du canal. Le cul-de-sac, qui, pendant la dilatation, avait son ouverture tournée vers l'orifice d'entrée, la dirige maintenant vers l'orifice de sortie ; en même temps, les parois antérieure et postérieure se rétractent, et reviennent sur elles-mêmes ; le liquide pressé de toute part ne peut rétrograder, grâce à la valvule qui s'est reformée derrière lui. Il n'a d'autre issue que l'orifice interne du conduit, d'ailleurs toujours plus large que l'orifice d'entrée, et dont la valvule n'oppose aucun obstacle à son écoulement dans le sac.

Nous avons dit que le point lacrymal est constamment béant, soit pendant le clignement, soit pendant le repos. On peut en effet s'en assurer sur une personne dont on renverse légèrement en dehors un des points lacrymaux. J'ai examiné bien des fois de cette manière à l'œil nu, ou avec une loupe le point lacrymal, et j'ai remarqué que l'entonnoir, légèrement ovalaire à l'état de repos, devient circulaire pendant le clignement. Le pertuis du fond reste toujours ouvert. Il y a une circonstance cependant où ce pertuis se ferme ; c'est pendant la contraction volontaire d'un clignement énergique ; alors le tubercule lacrymal s'érige, et blanchit complètement ; l'entonnoir s'aplatit de dehors en dedans; et le pertuis se bouche. Mais remarquons qu'il y a une grande différence entre le clignement normal, spontané, involontaire, dû à la faible contraction du muscle palpébral qui rapproche les bords de la paupière sans les mettre en contact, et la contraction énergique et volontaire de l'orbiculaire tout entier, qui presse fortement les bords palpébraux l'un contre l'autre. Je suis porté à croire que dans cet acte puissant, les conduits, après avoir été dilatés, sont aplatis de haut en bas, et que le point lacrymal participe comme le reste du canal à cet aplatissement forcé ; alors le muscle lui-même supplée à l'élasticité du canal et contribue à son déchargement. Je me réserve d'étudier plus tard les conduits lacrymaux au point de vue de l'anatomie comparée et de la pathologie.

BIBLIOTHÈQUE

FIN.

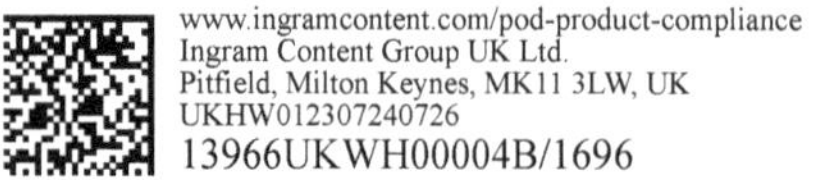
www.ingramcontent.com/pod-product-compliance
Ingram Content Group UK Ltd.
Pitfield, Milton Keynes, MK11 3LW, UK
UKHW012307240726
13966UKWH00004B/1696

9 782011 741462